SMOOTHIES KOCHBUCH

Smoothie Rezepte Zum Schnellen Abnehmen, Entgiften & Entschlacken

(Die Ultimativen Smoothie Rezepte Für Den Täglichen Vitaminkick)

Heike Busch

Herausgegeben von Alex Howard

© **Heike Busch**

All Rights Reserved

ISBN 978-1-990334-91-7

Dieses Dokument zielt darauf ab, genaue und zuverlässige Informationen zu dem behandelten Thema und Themen bereitzustellen. Die Publikation wird mit dem Gedanken verkauft, dass der Verlag keine buchhalterischen, behördlich zugelassenen oder anderweitig qualifizierten Dienstleistungen erbringen muss. Wenn rechtliche oder berufliche Beratung erforderlich ist, sollte eine in diesem Beruf praktizierte Person bestellt werden.

- Aus einer Grundsatzerklärung, die von einem Ausschuss der American Bar Association und einem Ausschuss der Verlage und Verbände gleichermaßen angenommen und gebilligt wurde.

Es ist in keiner Weise legal, Teile dieses Dokuments in elektronischer Form oder in gedruckter Form zu reproduzieren, zu vervielfältigen oder zu übertragen. Das Aufzeichnen dieser Veröffentlichung ist strengstens untersagt und jegliche Speicherung dieses Dokuments ist nur mit schriftlicher Genehmigung des Herausgebers gestattet. Alle Rechte vorbehalten.

Die hierin bereitgestellten Informationen sind wahrheitsgemäß und konsistent, da jede Haftung in Bezug auf Unachtsamkeit oder auf andere Weise durch die Verwendung oder den Missbrauch von Richtlinien, Prozessen oder Anweisungen, die darin enthalten sind, in der alleinigen und vollständigen Verantwortung des Lesers des Empfängers liegt. In keinem Fall wird dem Verlag eine rechtliche Verantwortung oder Schuld für

INHALTSVERZEICHNIS

Kapitel 1: Obst zum Trinken – Fruchtige Smoothies

Wie bereits in den letzten Kapiteln immer wieder erwähnt, ist das Tolle an Smoothies, dass man sich nicht zwingend an Rezepte halten muss. Das flüssige Obst kann frei nach Lust und Laune zusammengestellt werden und passt sich so problemlos an jeden Geschmack an. Vor allem bei fruchtigen Smoothies ist der Vorteil, dass oftmals die Schale an den Früchten gelassen werden kann. Nur ist hier Achtung geboten: Werden beispielsweise Orangen oder Zitronen verwendet, sollte auf Bioqualität geachtet werden, denn gespritzte Schalen gehören nicht in den Smoothie.

Die Cremigkeit bei Fruchtsmoothies muss nicht zwangsläufig durch Avocado oder Banane erzeugt werden, es eignet sich auch Prima Reismilch, Mandelmilch oder auch Kokosmilch. Letztere verleiht dem Smoothie einen besonders exotischen Geschmack. Auch hier gilt zu beachten: Wer abnehmen möchte, sollte weniger Kokosmilch nehmen oder diese beispielsweise durch Kokosflocken ersetzen, da die Milch sehr fetthaltig und kalorienreich ist.

Wenn der Smoothie mit Milch gemacht wird, könnte bei den ein oder anderen jetzt die Frage aufkommen, ob es sich dann nicht eher um einen klassischen Milchshake handelt. Der Gedanke ist keineswegs falsch und führt uns zurück zum Ursprung des Smoothies, was niemand geringerer als der Milchshake war. In Amerika schossen die ersten Saft Bars schon in den zwanziger Jahren aus dem Boden und begannen zu experimentieren. Mit der Zeit wurde Milch nur noch ein seltener Gast im Mixer und der Fruchtsmoothie war geboren. Erst viele Jahre später erreichte dieser Trend auch Europa.

Aber genug zur Geschichte, zurück zur farbenfrohen Nährstoffbombe, dem Fruchtsmoothie. Geht man durch den Supermarkt, findet man Smoothies in der Regel neben den frischen Säften im Kühlregal. Dadurch verbindet man die fruchtigen Gesundmacher automatisch mit einem Getränk. Doch das ist eigentlich nicht richtig, denn er gilt als vollwertige Mahlzeit. Es werden zwar Flüssigkeiten bei der Herstellung dazugegeben, trotzdem wird das Obst lediglich zerkleinert und ist somit immer noch vorhanden.

Das vereinfacht uns vieles, denn Ernährungsexperten empfehlen, fünf Portionen Obst und Gemüse pro Tag zu sich zu nehmen. Auf die Menge gesehen, ist das wie zu Beginn bereits erklärt, gar nicht so einfach. Püriert geht es viel besser zu essen und der Smoothie lässt sich auch besser transportieren als zwei Kilo Obst und Gemüse.

Empfohlen wird bei Fruchsmoothies, wie auch bei allen anderen Sorten, die Mahlzeit selber herzustellen. Industriell hergestellte Smoothies schmecken zwar wunderbar, die Zutatenlisten sind aber oft so vollgepackt mit unbekannten Zusatzstoffen, dass man mit der eigenen Herstellung auf der sicheren Seite ist. Gleichzeitig können Folgen aufgrund von eventuellen Unverträglichkeiten verhindert werden, indem man die entsprechenden Zutaten einfach weglässt.

Wenn die Lust auf einen selbstgemachten Smoothie zwar groß ist, aber die Motivation zur Herstellung gerade auswärts ist, gibt es kleine Tricks, wie es einfacher geht. So kann man sich die Zutaten, die man immer wieder braucht, in praktische Gläser füllen und an einen gemeinsamen Ort stellen, damit man sie immer griffbereit hat. Das Obst sollte vorher gewaschen werden und dann in grobe Stücke zerteilt werden. Liegen einmal alle Zutaten bereit, müssen sie nur noch nach und nach in den Mixer getan werden. Zum Verdünnen der Smoothies eignet sich natürlich ganz einfach Wasser. Es sind aber auch Extravaganzen, wie Birkenwasser, Kokoswasser oder Kaktuswasser möglich. Diese Sorten verleihen dem Smoothie einen zusätzlichen Nährstoffbooster und erhöhen die Vorteile gegenüber der Gesundheit.

Je nach Smoothieart und auch Obst- oder Gemüsesorte empfiehlt sich ein anderer Mixer, dazu aber später mehr. Das ein oder andere Superfood sollte natürlich auch nicht fehlen. Chiasamen, heimische Leinsamen, geschälte Hanfsamen oder auch Exoten wie Gojibeeren verleihen dem Gesundheitstrunk den letzten Schliff. Dabei ist zu beachten, dass Chiasamen und Leinsaaten vorher gemahlen werden sollten. Durch die glatte Oberfläche rutschen sie im kompletten Zustand quasi durch uns hindurch, ohne dass der Körper die wertvollen Inhaltsstoffe aufnehmen kann. Wer gleichzeitig seinem Darm etwas Gutes tun möchte und eine Reinigung durchführen will, kann auch Flohsamenschalen in sein individuelles Smoothie-Rezept einbauen, aber auch dazu später mehr.

Darüber hinaus hat nicht jedes Obst, was man gerne in seinem Smoothie hätte, Saison und ist leicht zu bekommen. Das ist beispielsweise bei Melonen und Mango der Fall, ebenso bei verschiedenen Beeren, wie Heidelbeeren oder Himbeeren. Dafür gibt es zum Glück die Tiefkühltruhe und tiefgefrorene Früchte aus dem Supermarkt tun es auch. Hier sollte nur darauf geachtet werden, dass sie nicht noch zusätzlich mit Zucker gesüßt worden sind.

Ein weiterer Vorteil von fruchtigen Smoothies ist, dass man damit Kindern wunderbar Obst unterjubeln kann, was sie so vielleicht nicht essen wollen. Denn gerade morgens haben viele Knirpse keine Lust, ewig an verschiedenen Obstsorten herumzukauen, da ist das Trinken einer süßen Mahlzeit um einiges einfacher und auch abwechslungsreicher. Für die Kinder muss es meist etwas süßer sein, aber auch hier kann mit der Süße aus Früchten gepunktet werden. Und wenn das nicht reicht, gibt es immer noch Xylit oder Datteln, die dem Fruchtsmoothie die nötige Süße verleihen.

Kapitel 2: Beispielrezepte für einen gesunden Körper

Wenn dich das ganze Gerede über Supernahrungsmittel noch nicht hungrig gemacht hat, dann wird dir dieser Bereich wirklich Appetit machen. Hier wirst du einige der besten Supernahrungsmittel-Rezepte für Mahlzeiten und Smoothies finden, die du in deinen Diätplan aufnehmen kannst:

Frühstück

Würzige Kürbis-Haferflocken – Koche 1 Tasse Haferflocken, wie auf der Verpackung angegeben, um dieses köstliche und sättigende Frühstück zuzubereiten. Verwende 2 Tassen Milch mit 1.5% Fett als deine Kochflüssigkeit. Mische eine halbe Tasse Kürbispüree dazu, sobald die Haferflocken fertiggekocht sind. Füge 2 Esslöffel Agavensirup oder Honig hinzu und jeweils einen 1/4 Teelöffel gemahlenen Zimt und gemahlene Muskatnuss. Serviere das Ganze warm.

Salat

Gurkensalat mit Balsamico – Kombiniere die folgenden Zutaten in einer großen Schüssel: 1 große Gurke, in Scheiben geschnitten und halbiert; 2 Tassen Kirschtomaten, ebenfalls halbiert; und 1 mittelgroße rote Zwiebel in dünne Scheiben geschnitten. Gib langsam eine halbe Tasse Balsamico-Vinaigrette dazu, während du die Zutaten schwenkst. Garniere den Salat mit einer 3/4 Tasse geriebenem Fetakäse.

Kleine Mahlzeiten

Garnelen-Tacos und schwarze Bohnen in Mango-Salsa

Vermische in einer mittelgroßen Schüssel gespülte schwarze Bohnen (Inhalt einer 400g Dose), eine große, reife Mango, eine entkernte Jalapeno, 2 Esslöffel frischen Zitronensaft und einen 1/4 Teelöffel Salz und Pfeffer. Gib eine halbe Tasse Koriander dazu.

Würze als nächstes 24 mittelgroße Garnelen mit einem 1/4 Teelöffel Cayennepfeffer und Salz. Brate die Garnelen in einer großen Bratpfanne auf hoher Temperatur und wende sie einmal, bis sie eine rosa Farbe annehmen. Fülle weiche Tortillas mit den Garnelen, Bohnen und dem Mango-Salsa und serviere das Ganze mit Limonen-Achteln.

Smoothies

Grünkohl-Mandel-Bananen Smoothie mit Chia-Samen – Mixe die folgenden Zutaten in einem Mixer, bis die Mischung weich ist: 1 1/2 Tassen Grünkohl; 1 Tasse Mandel- oder Reismilch; 1 Esslöffel Mandelbutter; 1 Esslöffel Chia-Samen; 1 Esslöffel Kokosnussöl; und die Hälfte einer reifen Banane. Dieser Smoothie sollte gleich nach Zubereitung verzehrt werden.

Bananen-Ingwer-Smoothie – Mixe eine geschnittene Banane mit einer ¾ Tasse Vanillejoghurt, 1 Esslöffel Honig und ½ Teelöffel frisch geriebenem Ingwer in einem Mixer bis das Ganze weich ist. Dieser gesunde Frühstücks-Smoothie kann bei der Verdauung und anderen Magenproblemen helfen.

kapitel 3: Smoothies zubereiten – ganz einfach

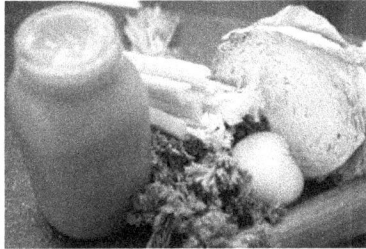

Alles, was Sie für die Zubereitung brauchen, ist ein Mixer und die Zutaten. Und natürlich schadet es nicht, zu wissen, wie man aus einer Handvoll Obst und Gemüse richtig einen Smoothie mixt.

Der Mixer

Beim Mixer spielt es fast keine Rolle, ob Sie einen Standmixer oder z.B. einen Pürierstab vorziehen. Experten empfehlen zwar Hochleistungsmixer mit einem besonders starken Motor für die Herstellung von Smoothies. Denn damit werden die Zutaten besonders gut zerkleinert.

Aber wenn Sie noch nicht sicher sind, ob Smoothies das richtige für Sie sind oder nur einmal im Jahr eine Smoothie-Kur machen, genügt auch ein ganz gewöhnlicher Mixer.

Lediglich bei den teilweise sehr robusten Blättern von Grünkohl oder bei einigen größeren Kernen kann ein handelsüblicher Mixer schon mal an seine Grenzen stoßen.

Überlegen Sie, sich extra für Smoothies einen Mixer anzuschaffen, empfehle ich Ihnen ein Gerät mit rund 1.000 Watt und 30.000 Umdrehungen pro Minute.

Die Zutaten

Am besten eignen sich für Smoothies Bio-Produkte, da sie i.d.R. weniger mit Schadstoffen belastet sind, als konventionelle Ware.

Falls Sie die Möglichkeit haben, kaufen Sie viel regionales und saisonales Obst und Gemüse ein. Das schmeckt besser und ist zudem auch günstiger. Allerdings können Sie auch unbesorgt zu TK-Ware greifen. Denn viele Obst- und Gemüsesorten sind oftmals in sehr guter Qualität tiefgekühlt zu bekommen.

Hintergrund: Diese Produkte werden vollreif geerntet, direkt nach der Ernte eingefroren und behalten so alle Nährstoffe.

Manche Früchte, z.B. Mangos und Bananen, verleihen dem Smoothie sogar mehr Cremigkeit, wenn sie vorher eingefroren waren.

Kommen Sie günstig an gute Waren, schlagen Sie also ruhig zu und frieren Sie Obst und Gemüse ruhig selbst auf Vorrat ein.

Kapitel 4: So funktionieren meine Best of Smoothie Rezepte:

Die Gesundheitsbooster:

Die im vorherigen Kapitel beschriebenen Gesundheitsbooster für deine Smoothies sind nicht in den Basisrezepten. Wenn du dir den Extragesundheitskick erlauben möchtest, füge die Zutaten einfach, wie oben beschrieben, zu deinen Smoothies hinzu!

Warum so herum?

Ganz einfach, bei diesen Zutaten handelt es sich um eine fantastische Ergänzung. Die jeder Smoothiefreund zuhause haben sollte. Falls du aber erst Einsteiger bist, oder diese Zutaten nicht im Hause hast, kannst du dir so sicher sein, dass deine Smoothies trotzdem super funktionieren, da im Grunde alles was den Smoothie ausmacht schon im Rezept ist. Die Booster Zutaten sind nur eine Ergänzung für all deine Smoothies, die weder viel am Geschmack oder der Konsistenz ändern. Nur an deiner Gesundheit und deiner Energie

Die Konsistenz:

Auf den folgenden Seiten findest du gleich meine Best of Smoothies! Die Rezepte bilden jeweils immer die Basis deines Smoothies. Erfahrungsgemäß hat aber jeder einen anderen Geschmack und Vorlieben, was die Konsistenz angeht. Deshalb habe ich bei Zutaten wie Wasser, Mandel- oder Hafermilch keine

Mengenangaben dazugeschrieben. Als Grundregel solltest du immer mit ca einem 200 ml Glas rechnen wenn du Flüssigkeiten (außer Säfte!) siehst. Magst du es eher ein wenig cremiger, dann nimm etwas weniger. Taste dich am besten mit den Flüssigkeiten ein wenig heran. Fang mit etwas weniger an, und wenn er dir zu cremig ist, schütte einfach noch etwas nach und rühre ihn nochmal um!

So kannst du für dich das perfekte Maßan „Cremigkeit" finden??

Ps.: Die Nährwertangaben werden dadurch fast gar nicht beeinflusst, da ich immer vom Mittelmaß ausgehe und die Zutaten, um die es geht, sehr kalorienarm sind!

Reihenfolge der Zutaten:

Bei vielen Smoothies kannst du einfach alle Zutaten ein wenig klein schneiden, in deinen Mixer geben und auf „Power" drücken. Wenn bei deinem Rezept also nichts von Reihenfolge oder Besonderheiten steht, kannst du einfach sofort loslegen, andernfalls habe ich dir Zubereitungstipps zum Rezept hinzugefügt.

Wenn du die ein oder anderen Gesundheitsbooster mit in deine Smoothies integrierst kannst du dir diese Grundregel dazu Merken: Alle Pulver kommen erst kurz vor Schluss dazu. Die Leinsamen schon ganz am Anfang!

Smoothie mit Haferflocken

Zutaten für 1 Portion:

100ml Soja- oder Magermilch
1 kleine Birne
1 EL Haferflocken
Zubereitungszeit:
5 Minuten
Und so geht's:
Soja- oder Magermilch, Birne und Haferflocken
zusammen mixen.

„Exotic- Smoothie"

Zutaten:
- 400- 500g Ananas
- 2 Mango
- 250g Salat
- 400 ml Wasser

Zubereitung:

Die Mangos, die Ananas und den Salat waschen und anschließend schneiden. Dann gemeinsam mit dem Wasser in den Mixer kippen und gut pürieren.

Kokosnuss Grünkohl Smoothie

Zutaten
250ml ungesüßte Kokosmilch
2 Orangen, geschält und entkernt
Eine mittelgroße Banane, geschält
3 1/2 Becher Grünkohl, gehackt
1/2 Limetten, geschält

Zubereitung
Alle Zutaten im Mixer auf hoher Geschwindigkeit für 30 Sekunden mixen. Genieß deinen Smoothie!

Frucht-Smoothie

Zutaten

1 Becher Brombeeren
1 Becher Himbeeren
4 reife Aprikosen ohne Kerne
2 Bananen, geschält

Zubereitung

Alle Zutaten in den Smoothie-Mixer geben, nach Belieben mit Wasser auffüllen und gut mixen.

Wilder-Kräuter-Smoothie

Zutaten

2 Äpfel, entkernt
1 Handvoll Sauerampfer
8 Löwenzahnblätter
5 Blatt Schafsgarbe
6 Stängel weißer Gänsefuß
400 ml stilles Wasser

Zubereitung

Alle Zutaten in den Smoothie-Mixer geben und gut mixen.

Bananen-Himbeeren-Smoothie

1 Banane
1 Tasse Himbeeren
0,5 Bund Petersilie
1 Birne
1 Handvoll Babyspinat
Ein Viertel Stange Rhabarber
Wasser

Zubereitung:
Alles für eine Minute gut mixen. Himbeeren und Rhabarber sind bei diesem Rezept definitiv die Stars in der Zutatenliste. Die Beeren gelten auch als Superfoods und sollen besonders gut in der Vorbeugung gegen Krebs sein. Der Rhabarber ist vor allem durch seine hohe Menge an Vitamin C eine echte Nährstoffbombe.

Erdbeer-Bananen-Smoothie

Zubereitungszeit: ca. 5 Minuten - 4 Portionen

Zutaten:
- 400 g   Erdbeeren
- 400 ml Orangensaft
- 2   Bananen

Zubereitung:

1. Waschen Sie die Erdbeeren. Die Bananen schälen und klein schneiden.
2. Erdbeeren, Bananen und Orangensaft in einen Mixer geben und ca. 1 Minute auf höchster Stufe gut durch mixen, bis eine flüssig cremige Konsistenz entsteht
4. Dazu passen auch Eiswürfel. Servieren und genießen.

Der Grüne Smoothie

Zutaten:

1. 100 g Junge Salatblätter
2. 20g Frische Kräuter (Nach wahl)
3. 2 Bananen
4. 1 Kiwi
5. 1 Mango
6. 200g Wasser
7. 400 g Apfelsaft
8. 15g Zitronensaft

- Zutaten in den Mixer geben oder in den Thermomix und Dann gut durchpürieren (Thermomix auf Stufe 10)
- Ein Grüner Smoothie versorgt sie mit vielen wichtigen Nährstoffen und Ballaststoffen. Durch das Mixen können die Nährstoffe Optimal aufgenommen werden.

Fazit:// Ja dieser Smoothie ist wirklich Lecker, ob du es glaubst oder nicht.

Ich war selber fasziniert über diesen Smoothie

- Er ist schnell gemacht
- Günstig
- Lecker

Kräutergarten:

Variante: 1 (für den Spinat-Smoothie)
200 gBlattspinat
20 gTomate(n), getrocknete
200 gNaturjoghurt
Einige   Stiele Thymian, 2 - 3 Stiele
etwas   Salz und Pfeffer, 1 - 2 Prisen
1 TLZitronensaft
1 PriseZucker oder etwas Süß Kraut (optional)
Einige Cocktailtomaten, glatte Petersilie oder
Stangensellerie zum Dekorieren

Variante: 2 (für den Gurken-Smoothie)
1 kleine Salatgurke
1 BundDill
500 mlDickmilch oder Buttermilch
2 ELNaturjoghurt
1 TLZitronensaft
 etwasSalz und Pfeffer, 1 - 2 Prisen
 etwas   Tabasco (Vorsicht)
 einige dünne Scheiben Gurke und glatte Petersilie oder
Minze zum Dekorieren

Zubereitung Spinat-Smoothie:

Den Blattspinat gut mit kaltem Wasser abwaschen und
in den Mixer geben. Du kannst während dessen

schonmal die Stängel des Thymians entfernen, da wir nur die Blättchen benötigen. Anschließend die getrockneten Tomaten, den Joghurt und die Thymianblättchen dazugeben. Alles gut durchmixen und probieren. Jetzt solltest du je nach Geschmack etwas Salz und Pfeffer dazugeben, bis zu mit der Würze zufrieden bist. Etwas Süß Kraut oder gegebenenfalls eine Prise Zucken wirkt sich köstlich auf deinen Smoothie aus. Nun

Für diesen Smoothie würde ich etwa 3 Intervalle von je 20 Sekunden auf mittlerer Stufe im Mixer empfehlen. Zum Schluss den Zitronensaft hinzugeben und mit einem Löffel noch einmal leicht umrühren.

Fertig!
-Verzieren kannst du den Smoothie, indem du die Tomaten mit einem Spieß über dein Glas legst. Dazu sehen die Petersilie Blätter oder Stangensellerie toll aus.

Zubereitung Gurken-Smoothie:

Bevor du die Gurke schälst, solltest du dir ein paar dünne Scheiben für die Dekoration bei Seite legen. Jetzt die Gurke schälen und in Längsstreifen schneiden um die Kerne mit einem Löffel heraus zu schaben um die Gurke dann in große Stücke zu schneiden. Nun den Dill mit kaltem Wasser abwaschen und die Stiele entfernen.

Den Mixer mit den Gurkenstücken, Dill, Buttermilch bzw. Dickmilch, Naturjoghurt und Zitronensaft befüllen und schon einmal kurz durchmixen.

Anschließend kannst du den Brei mit Salz, Pfeffer und je nach Geschmack, einem kleinen Schuss Tabasco, würzen. Jetzt den Brei weiter im Mixer pürieren, damit ein leckerer Smoothie entsteht.

Für diesen Smoothie würde ich etwa 3 Intervalle von je 20 Sekunden auf mittlerer Stufe im Mixer empfehlen. Zum Schluss den Zitronensaft hinzugeben und mit einem Löffel noch einmal leicht umrühren.

Als Letztes nimmst du die Gurkenscheiben vom Anfang und dekorierst damit und mit den Minzblättern/Petersilie Blättern dein Glas. Ich empfehle gerne die Minze, da sie einen intensiven und leckeren Geruch verbreitet, reibe sie dazu einfach, kurz bevor zu dein Glas dekorierst, leicht zwischen deinen Fingern.

JOHANNISBEEREN SMOOTHIE

Zutaten:

- 200 g schwarze Johannisbeeren
- 1 EL Honig
- 500 ml Kefir
- 250 ml Wasser

Step by Step:

Alle Zutaten in den Mixer geben und gut durchmixen.

Durchschnittliche Nährwerte

	Pro Portion
Brennwert	345 kcal
Kohlenhydrate	53,4 g
Eiweiß	16,3 g
Fett	6,4 g

Blaubeer-Bananen-Smoothie

Zutaten:

Für 4 Portionen

300g	Blaubeeren
500g	Naturjoghurt
1 Packung	Vanillezucker
1 EL	Honig
2	Bananen

Zubereitung:

Blaubeeren waschen, Banane schälen und alles im Mixer mixen.

Paprika-Ananas Shot

Zutaten für 1-2 Portionen

- ☐ ½ gelbe Paprika
- ☐ **1 Apfel**
- ☐ 1 Banane
- ☐ Saft einer halben Zitrone)
- ☐ 250g Ananass
- ☐ 150ml Wasser

Zubereitungstipp: Wenn du es besonders Edel gestalten willst und jemanden beeindrucken möchtest, servierst du diesen Smoothie in einer ausgehölten gelben Paprika. Das kommt immer fantastisch an!

Nährwerte:230 Kcal, 46g Kohlenhydrate, 2,5g Eiweiß,

7,4g Ballaststoffe, 0,8g Fett

„Gemüse- Obst- Mix-Smoothie"

Zutaten:
- 1 Avocado
- 2 Orangen
- 2- 3 Birnen
- Zitronensaft (1/2 Zitrone)

Zubereitung:
Die Orange auspressen und mit der geschnittenen Birne vermischen. Anschließend die Avocado Schälen, den Kern entfernen und in kleine Stückchen schneiden. Dann alle Zutaten in den Mixer werfen und mit Zitronensaft verfeinern.

Tipp: Wer gerne einen grünen Smoothie möchte, der kann grüne Blätter (wie beispielsweise Spinat oder grüner Salat) dazugegeben werden

Saurer Apfel, Gurke und Minze
Erfrischungsgetränk

Zutaten
1/4 Becher gepellte und gehackte Gurke
1/2 Becher fettfreier griechischer Joghurt
1/2 Limette, gepresst
1/4 Becher frischer Baby Spinat
Ein kleiner grüner Apfel, geschnitten
1/2 Teelöffel frische Minze
1/4 Becher ungesüßter Kokosnuss Wasser
2 Becher Eis

Zubereitung
In einen Mixer alles zusammen mixen, bis die gewünschte Konsistenz erreicht ist.

Grüner Frühlings-Smoothie

Zutaten

50 g frischer Bärlauch
etwas Dill
2 frische Cocktailtomaten
100 g Frischkäse
300 ml Milch
etwas Salz und Pfeffer

Zubereitung

Alle Zutaten in den Smoothie-Mixer geben und gut mixen.

Süßer Smoothie

Zutaten

1 reife Banane, geschält
2 Äpfel, entkernt
2 Handvoll Blattspinat
Grün von 4 Möhren
½ Liter stilles Wasser

Zubereitung

Alle Zutaten in den Smoothie-Mixer geben und gut mixen.

Apfel-Smoothie

2 Äpfel
1 Handvoll Rosinen
1 Handvoll gemahlene Mandeln
1 Teelöffel Zimt
Wasser nach Bedarf

Zubereitung:

Alles für eine Minute mixen. Dieses Rezept ist nur für Rosinenliebhaber geeignet und Menschen, die es gerne mal süß mögen. Aber gerade die Kombination aus Apfel, Rosine und Zimt erinnert an einen warmen Bratapfel aus dem Ofen, ist aber in Form eines Smoothies wesentlich gesünder.

Ingwer Smoothie

1/2 LiterMaracujasaft
1 Zitrone
1 TL, gehäuftHonig
1 ELIngwer, frischer, gerieben
1 Banane(n)
1/2 Apfel

Die Zitrone auspressen.

Den Apfel und die Banane klein schneiden. Die Früchte mit Maracujasaft, Zitronensaft, Honig und Ingwer vermischen, alles mit dem Mixstab pürieren und auf zwei Gläser verteilen.

Red Apple:

1 Apfel
200 gAnanas
200 gRote Bete, gekocht und geschält
300 mlMineralwasser

Deine Farbe bekommt dein roter Smoothie vor allem durch das Glykosids Betanin, welches in hoher Konzentration in der Roten Bete vorkommt. Dieses wird schon seit einer Ewigkeit als Naturfarbstoff zum Färben verwendet. Außerdem enthält die Rote Beete wichtige Vitamine für deinen Körper, wie z.B. Vitamin-B.
Um die Rote Bete in deinem Smoothie zu verarbeiten, solltest du sie vorher abkochen oder schon gekocht kaufen. Nachdem du sie geviertelt hast, kannst du den Apfel schälen & entkernen und mit der geschälten Ananas würfeln.
Nun alles zusammen in den Blender geben und auf mittlerer Stufe ca. 1 Minute lang mixen.

ANANAS SMOOTHIE

Zutaten:

- 200 ml Kokosmilch
- 250 ml Soja Milch
- 2 TL Pistazien
- 4 Eiswürfel
- 200 g Ananas

Step by Step:

Ananas vierteln, vom Strunk entfernen und Fruchtfleisch von der Schale lösen.
Alle Zutaten in den Mixer geben und gut durchmixen.

Durchschnittliche Nährwerte

	Pro Portion
Brennwert	362 kcal
Kohlenhydrate	62,4 g
Eiweiß	5,7 g
Fett	8,9 g

Käsekuchenstyle-Smoothie

Zutaten:

Für 2 Portionen

1	Mango
2	Blutorangen
1	Banane
250ml	Milch
150g	Frischkäse
1 TL	Honig
2 TL	Chia Samen
1 Prise	Vanillezucker

Zubereitung:

Banane, Mango schälen und zerkleinern.

Die Blutorangen auspressen und alle Zutaten im Mixer pürieren.

Rote Beats

Zutaten für 1-2 Portionen

- ☐ 200g vorgekochte rote Beete
- ☐ 2- Orangen
- ☐ 1 kleine Möhre
- ☐ 1 Banane
- ☐ 150ml Wasser

Zubereitungstipp:

Die Rote Beete und die Möhre kannst du vorher noch etwas kleiner schneiden, wenn du deinem Mixer eine freude machen möchtest! Die Orange kannst du entweder auspressen, oder aber du schäst sie, entfernst die Kerne und gibt's die Orangenfilets in deinen Mixer. Einen Unterschied wirst du nur in der Konsistenz feststellen.

Nährwerte:360 Kcal – 69,8g Kohlenhydrate – 7,6g Eiweiß - 16,4g Ballaststoffe – 1,2g Fett

„Basic Fruits"

Zutaten:
- · 400g Waldfrüchte deiner Wahl
- · 2 Bananen
- · 400g Naturjoghurts
- · 50g Kristallzucker

Zutaten:

Vermische die gewaschenen Früchte und die geschnittenen Bananen im Mixer mit dem Joghurt und versüße das Ganze mit etwas Zucker.

Tipp: mit frischen Erdbeeren schmeckt der Smoothie noch viel besser als mit der Tiefkühlvariante

Grünkohl-Ingwer-Entgiftender Smoothie

Zutaten

Eine gefrorene gerissene Banane
1/2 Becher gefrorenen Blaubeeren
2 Teelöffel Ingwer
2 Becher Grünkohl Blätter
Ein Becher ungesüßte Mandelmilch
Ein Teelöffel Chia Samen (optional)
1/8 Teelöffel Zimt
Ein – Zwei Esslöffel Honig

Zubereitung

In einen Mixer alles zusammen mixen, bis die gewünschte Konsistenz erreicht ist.

Start-in-den-Tag-Smoothie

Zutaten

1 entkernte und geschälte Mango
2 geschälte Kiwis
½ Apfel, entkernt
2 Karotten
1 Handvoll Grün von Mangold
2 EL Kokosblütensirup
1 EL Aprikosenkernöl

Zubereitung

Alle Zutaten in den Smoothie-Mixer geben, nach Belieben mit Wasser auffüllen und gut mixen.

Brennnessel-Birnen-Smoothie

Zutaten

1 große Handvoll Brennnessel
2 Birnen, entkernt
250 ml stilles Wasser

Zubereitung

Alle Zutaten in den Smoothie-Mixer geben und gut mixen.

Grüner Sommer-Smoothie

2 Handvoll gemischten Salat
1 Handvoll Basilikum
halbe Salatgurke
1 Avocado
1 Banane
1 Birne
1 Nektarine
2 große Pflaumen
1 Spitze einer Bio-Zitrone (nur die Schale)
ca. 1 halber Liter Wasser

Zum Garnieren:

1-2 Handvoll Blaubeeren
Himbeeren
Mandelscheiben
Basilikum

Zubereitung:
Alle Zutaten gut mixen, beginnend mit dem Blattgrün. Die Blaubeeren unterrühren und zum Abschluss noch mit den Himbeeren, Mandeln und Basilikum garnieren.

Himbeeren-Bananen-Pfirsich-Smoothie

Zubereitungszeit: ca. 10 Minuten - 4 Portionen

Zutaten:
- 4 große Pfirsiche
- 4 Banane
- 520 g Himbeeren
- bei bedarf Zucker und Mineralwasser

Zubereitung:

1. Pfirsich waschen, halbieren, entkernen und in mundgerechte Stücke schneiden. Bananen schälen und in Stücke schneiden. Himbeere waschen.
2. Nun alle Zutaten in einen Mixer geben und auf der höchsten Stufe sehr fein pürieren.
3. Wenn die Mischung zu dickflüssig ist mit Mineralwasser verdünnen.
4. Nach Genuss Zucker hinzufügen.
5. Nun den Smoothie in Behälter umfüllen.
6. Dazu passen auch Eiswürfel. Servieren und genießen.

Ice-Ice-Baby:

200 g   Apfel
400 gMelone (Wassermelone)
1 Limette, Saft und Zesten
4 ELZucker, braun

Anfangs musst du die Melone in Stücke schneiden und zerkleinern. Benutze hierzu ein großes Messer, da die äußere Schale der Melone sehr hart sein kann. Pass beim Schneiden auf.
Jetzt gibst du die Melonenstücke zusammen mit dem entkernten Apfel in den Blender und gibst nach und nach etwas von der Limettenschale hinzu, während der Mixer auf einer kleinen Stufe eingestellt ist. Dies macht man am besten mit einer Reibe (Käsereibe) oder einem Zesten Schneider. Achte hierbei unbedingt darauf, dass die Limette ungespritzt und gut abgewaschen ist.
Du kannst auch hier wieder mit Eiswürfeln arbeiten, gib diese einfach zu Beginn dazu.
Anschließend presst du die Limette aus und verwendest den Saft für ein erfrischen, saures Aroma!
Um den die Mahlzeit nicht zu sauer zu machen, gibt man je nach Belieben einfach 1-2 EL braunen Zucken hinzu.
Fruchtig erfrischend und nicht zu süß, perfekt für heiße Tage.
Tipp: Verwende Zitronenmelisse zur Deko oder in

geringen Mengen als Zutat- tolle Wirkung!

EXOTISCHER SMOOTHIE

Zutaten:

- 100 g Dinkelflocken
- 200 g Magerquark
- 100 ml Wasser
- 10 g Honig
- 200 g Mango
- 200 g Papaya

Step by Step:

Papaya halbieren, entkernen und Fruchtfleisch herauslösen.
Alle Zutaten in den Mixer geben und gut durchmixen.

Durchschnittliche Nährwerte

	Pro Portion
Brennwert	707 kcal
Kohlenhydrate	109,6 g
Eiweiß	32,2 g
Fett	13,5 g

Erdbeer-Ananas-Smoothie

Zutaten:

Für 2 Portionen

20	Erdbeeren
¼	Ananas
50ml	Apfelsaft
80ml	Mineralwasser

Zubereitung:

Stiele der Erdbeeren entfernen, alles in den Mixer geben und bis zur gewünschten Konsistenz pürieren.

Der Rabbi

Zutaten für 1-2 Portionen

- ☐ 2 Stangen Rhabarber (kurz gekocht)
- ☐ 200ml Apfelsaft
- ☐ 150g Erdbeeren
- ☐ Etwas geraspelte Limettenschale (BIO)

Hab ich da gerade Smoothie gehört ? Wenns um püriertes Obst geht, bekomme ich immer „Rhabarber-Ohren" Apropos Rhabarber: Du solltest deinen Rhabarberstangen die Blätter entfernen und die Stangen in Würfel schneiden und für 3-5 Minuten in kochendes Wasser geben. Roh enthält Rhabarber nämlich sehr viel Oxalsäure, die in hohen Mengen zu verminderter Mineralstoff-Aufnahme führen kann. Durch kochen wird diese aber größtenteils neutralisiert.

Ps.: Lass den Rhabarber aber danach abkühlen, denn ein warmer Smoothie schmeckt nicht so gut!

Nährwerte:165 Kcal - 32g Kohlenhydrate - 2g Eiweiß - 6,6g Ballaststoffe - 0,7g Fett

Kopfschmerz-Killer

Ergibt 2 Portionen
Pro Portion: ca. 135 Kalorien
Zubereitungszeit: ca. 7 Minuten

Zutaten:
1 Banane
2 Mandarinen
1 Birne
8 Minzblättchen
20 Basilikumblättchen
1 Prise Zimt
125 ml Kokoswasser
Einige Eiswürfel nach Belieben

Zubereitung:

1. Waschen Sie das Obst. Schälen Sie Mandarinen und Banane. Schneiden Sie alles grob in Stücke.
2. Geben Sie alle Zutaten in den Mixer.
3. Zerkleinern Sie alles 2 Minuten auf höchster Stufe.
4. Nach Belieben können Sie nun Wasser oder Kokoswasser angießen, bis die gewünscht Konsistenz erreicht ist.
5. In ein Glas füllen und nach Belieben Eiswürfel oder Crushed Ice hinzugeben.

Und das macht diesen Smoothie so gesund:

- Wirkt gegen Schmerzen und bekämpft Entzündungen
- Fördert die Konzentration
- Wirkt stimmungsaufhellend und mild anregend

„Früchte- Joghurt- Smoothie"

Zutaten:
- 4 Handvoll gefrorene Früchte (nach Belieben)
- 100 ml Apfelsaft
- 250g Vanillejoghurt
- 2 TL Honig

Zubereitung:
Das Obst gut waschen und dann mit dem Apfelsaft und dem Vanillejoghurt in einen Mixer geben. Anschließend alles gut pürieren und bei Belieben mit Honig verfeinern.

Der grünleuchtende Smoothie

Zutaten
1 1/2 Becher Wasser
Ein Kopf Bio Salat, gehackt
Eine halbe große Hand voll Bio Spinat
3-4 Stängel Bio Sellerie
Ein Bio Apfel, gehackt
Eine Bio Birne, gehackt
Eine Bio Banane
Der Saft einer halben Bio Zitrone
Optional
1/3 Hand voll Bio Koriander (mit Stängel)
1/3 Hand voll Bio Petersilie (mit Stängel)

Zubereitung
Die ersten drei Zutaten bei niedriger Geschwindigkeit mixen. Danach die anderen Zutaten hinzufügen und bei hoher Geschwindigkeit mischen. Bon Appetit!

Der Wellness Krieger Smoothie

Zutaten
3 Stängel Grünkohl (Blätter)
3 Blätter Romansalat
Ein Becher Kokosnusswasser
Eine kleine gefrorene Banane
Eine kleine Handvoll Goji Beeren oder Blaubeeren
Jeweils ein Esslöffel Hanfsamen, Chia Samen, Bienen Pollen, Macapuder, Spirulina

Zubereitung
Alle Zutaten im Mixer mischen. Bon Appetit!

Melonen-Smoothie

Zutaten

1 Honigmelone ohne Schale
½ Limette mit Schale
2 Zitronenmelissenblätter
1 EL brauner Zucker
50 ml Buttermilch

Zubereitung

Alle Zutaten in den Smoothie-Mixer geben und gut mixen.

Scharfer-grüner-Smoothie

Zutaten

1 Handvoll frischer Blattspinat
1 Banane, geschält
½ Apfel, entsteint
½ cm Ingwer, geschält
200 ml Milch
½ TL Honig oder Sirup

Zubereitung

Alle Zutaten in den Smoothie-Mixer geben und gut mixen.

Banane- Babyspinat- Feldsalat Smoothie

1 Banane
 Handvoll Babyspinat
 Handvoll Feldsalat
 ca. 125ml Wasser

Zubereitung:
 Zutaten in den Mixbehälter geben und anschließend auf hoher Stufe fein mixen.

Spinat-Pfirsich-Smoothie

Zubereitungszeit: ca. 10 Minuten - 4 Portionen

Zutaten:

- 170 g Blattspinat
- 400 g Pfirsich
- 240 g Salatgurke
- 140 g Mineralwasser
- 3 EL Zitronensaft
- 1,5 Msp. Vanille

Zubereitung:

1. Obst und Gemüse waschen, halbieren, entkernen und in mundgerechte Stücke schneiden.
2. Nun alle Zutaten in einen Mixer geben und auf der höchsten Stufe sehr fein pürieren.
3. Nun den Smoothie in Behälter umfüllen.
4. Dazu passen auch Eiswürfel. Servieren und genießen.

MabaO

1 Mango
1 Banane
1 Orange
1 Stück Ingwer ca. 1 cm
100 ml Wasser

Frische, saftige Mangos sind das A&O der Smoothie Qualität. Klar sind diese in Deutschland nicht so leicht zu finden, doch wenn du beim Kauf auf die Konsistenz, leicht quetschbar, und den Geruch, von außen intensiv, achtest, bist du auf einem sehr guten Weg!
Alle Zutaten schälen und entkernen, anschließend zerkleinern und zusammen mit ca. 100ml Wasser in den Mixer geben.
Tipp: Schäle den Ingwer und reibe ihn anschließen in deinen Mixer, so erhältst du mehr Aroma und feinere Stücke, als beim Scheibenschneiden.

TRAUBEN SMOOTHIE

Zutaten:

- 200 g Weintrauben
- 1 Banane
- 2 Nektarinen
- 100 ml Apfelsaft

Step by Step:

Alle Zutaten in den Mixer geben und gut durchmixen.

Durchschnittliche Nährwerte

	Pro Portion
Brennwert	469 kcal
Kohlenhydrate	105,3 g
Eiweiß	5,1 g
Fett	1,8 g

Gelber-Smoothie

Zutaten:

Für 2 Portionen

½	Mango
¼	Ananas
½	Birne
½	Zitrone
2	Bananen
200ml	Wasser

Zubereitung:

Obst entkernen / schälen. Halbe Zitrone auspressen.

Alle Zutaten in den Mixer geben und cremig pürieren.

Red Dragon

Zutaten für 1-2 Portionen

- ☐ 1 Pitahaya
- ☐ 300g Erdbeeren
- ☐ 1 Banane
- ☐ Saft einer halben Bio-Limette
- ☐ 20g Gojobeeren

Zubereitungstipp: So schön die Pitahaya mit ihrem Rosa Gewand auch aussieht, so kommt ihre Schale leider nicht mit in den Smoothie.. Du kannst sie auslöffeln wie eine Kiwi, und das weiße Fruchtfleisch zu deinem Smoothie geben..

Nährwerte:344 Kcal – 67,3g Kohlenhydrate - 8g Eiweiß - 16,5g Ballaststoffe – 3,3g Fett

„Natur- Frucht- Smoothie"

Zutaten:

- 250g gefrorene Beerenmischung
- 200g Naturjoghurt
- 100 ml Apfel-/ Orangensaft
- 2 EL Vanillezucker

Zubereitung:

Die gefrorenen Beeren waschen und mit dem Joghurt, dem Vanillezucker und dem Apfel-/Orangensaft vermischen und mixen.

Grüner Warzenmelonen-Zimt Smoothie

Zutaten

2 Becher Warzenmelone, gewürfelt

3 Feigen

1/2 Teelöffel Zimt

3 Becher Babyspinat

Eine Mango, gepellt und entkernt

125ml gefiltertes Wasser

Zubereitung

Beginnend mit der Flüssigkeit, alle Zutaten im Mixer auf hoher Geschwindigkeit für 30 Sekunden mixen. Genieß deinen Smoothie!

Beeren-Smoothie

Zutaten

1 Apfel, entkernt
1 Banane, geschält
10 Brombeeren
2 Handvoll Blattspinat
1 Staudensellerie
300 ml stilles Wasser

Zubereitung

Alle Zutaten in den Smoothie-Mixer geben und gut mixen.

Rucola- Spinat Smoothie

halbe Handvoll Rucola
ca. 1/3 Salatgurke
1 Handvoll Spinat
1 Stange Sellerie
1 Apfel
1 Banane
1 Orange
Wasser
Zugabe von Chiasamen, Leinsamen und/oder Reiskleie
möglich.

Zubereitung:
Alles in den Mixer geben wobei man mit dem
Blattgemüse und den Sellerie beginnen sollte und gut
durchmixen bis die gewünschte Konsistenz erreicht ist

Banana-Split-Smoothie

Zubereitungszeit: ca. 10 Minuten - 4 Portionen

Zutaten:

- 4 Banane
- 1400 ml Milch (Vanillemilch)
- 6 American Cookies
- 8 EL Sprühsahne
- 4 EL Schokoladensauce
- Sprühsahne zum Dekorieren

Zubereitung:

1. Bananen schälen und in Stücke schneiden.
2. Nun alle Zutaten in einen Mixer geben und auf der höchsten Stufe sehr fein pürieren.
3. Nun den Smoothie in Behälter umfüllen und darauf Sprühsahne und Schokoladensauce geben.

Minz-Melone:

600gWassermelone
100gGurke
8   Blätter   Minze
2ELLimettensaft
2ELAgavensicksaft
50mlWasser

Beim Kauf der Wassermelone, darauf achten, dass sie wenige oder keine Kerne besitzt. Dann ca. 600g des Wassermelonen Fleischs würfeln. Anschließend solltest du die Gurke vierteln und mit einem Löffel die Kerne heraus schaben. Nun die Melonen- und Gurkenwürfel zusammen mit der entstielten Minze und je nach Belieben etwas Agavendicksaft in den Mixer geben und kurz durch pürieren. Nun nimmst du je nach deinem Geschmack, etwa 2EL frisch gepressten Limettensaft und verdünnst diesen mit dem Wasser. Jetzt kannst du das Gemisch solange zu deinem Smoothie dazugeben, bis du mit der Konsistenz zufrieden   bist.

MINZE SMOOTHIE

Zutaten:

- 1 Salatgurke
- 300 ml Gemüsebrühe
- 200 g saure Sahne
- 1 Knoblauchzehe
- einige Minzeblätter
- Saft einer ½ Zitrone

Step by Step:

Knoblauchzehe pressen.
Alle Zutaten in den Mixer geben und gut durchmixen.

Durchschnittliche Nährwerte

	Pro Portion
Brennwert	311 kcal
Kohlenhydrate	21,0 g
Eiweiß	8,6 g
Fett	20,4 g

Paprika-Früchte-Smoothie

Zutaten:

Für 4 Portionen

1	Honigmelone
2	Karotten
½	Paprika (grün)
2	Orangen
250ml	Kokosmilch
2 EL	Olivenöl
Etwas	Minze

Zubereitung:

Honigmelone und Orange schälen und zusammen mit den Karotten klein schneiden.

Paprika entkernen und zerkleinern. Zusammen mit den restlichen Zutaten im Mixer cremig pürieren.

Mang-O-Mang

Zutaten für 1-2 Portionen

- ☐ 150g Mangold
- ☐ **1 Mango**
- ☐ 1 Banane
- ☐ 2cm Ingwer
- ☐ 4 Minzblätter

Nährwerte:272 Kcal - 51g Kohlenhydrate - 6g Eiweiß - 9,8g Ballaststoffe - 1,7g Fett

"Früchte- Rum- Smoothie" (ALKOHOLISCH)

Zutaten:

- 100g Früchte (je nach Belieben)
- 4 cl Weißer Rum
- Zitronen-/Limettensaft (1 Stück)
- 4 cl Früchtesirup
- 5 Eiswürfel (Crushed Ice)

Zubereitung:

Die Früchte waschen und bei Bedarf in kleine Stücke schneiden. Nun die Zitrone/ Limette auspressen und gemeinsam mit dem Rum, dem Früchtesirup und den Eiswürfel in einen Mixer geben. Nun gut mixen und genießen!

Grünes Glücksmonster

Zutaten
Ein Becher Kokosnusswasser
1/3 Becher Kokosnussmilch
Ein Esslöffel Agave Sirup
Saft einer halben Limette
Ein Pfirsich, gepellt
2 Handvoll Spinat
2 Handvoll Grünkohl

Zubereitung
Beginnend mit der Flüssigkeit, alle Zutaten im Mixer auf hoher Geschwindigkeit für 30 Sekunden mixen. Dein Smoothie ist jetzt Servierfertig!

Zucchini-Gurken-Fenchel-Smoothie

Zutaten

350 g Zucchini
650 g Gurke
150 g Fenchel

Zubereitung

Alle Zutaten in den Smoothie-Mixer geben, nach Belieben mit Wasser auffüllen und gut mixen.

Beeren-Smoothie

Zutaten

1 Apfel, entkernt
1 Banane, geschält
10 Brombeeren
2 Handvoll Blattspinat
1 Staudensellerie
300 ml stilles Wasser

Zubereitung

Alle Zutaten in den Smoothie-Mixer geben und gut mixen

Apfel- Babyspinat Smoothie

1 Apfel
 halbe Banane
 Handvoll Babyspinat
 ca. 125ml Wasser

Zubereitung:
 Alles in den Mixer geben und solange mixen bis die gewünschte Konsistenz erreicht ist.

The Moon:

3 Bananen
50gWalnusskerne
400ml Orangensaft
2 Maracuja
1EL Honig

Als erstes die Bananen schälen & zerkleinern und mit den grob gehackten Walnusskernen zu einem dicken Brei pürieren.
Nun die Orangen frisch auspressen und mit dem Fruchtfleisch der Maracuja nach und nach in den Mixer geben. Hierbei kannst du Intervalle von je 10 Sekunden mixen um die Konsistenz gut zu beobachten. Um die Maracuja auszugleichen, kannst du mit einem EL Honig süßen.

Tipp: Du kannst die Walnusskerne beliebig austauschen, z.B. mit Haselnüssen, Mandeln oder Macadamia.

SPINAT-MANGO SMOOTHIE

Zutaten:

- 2 Mangos
- 100 g Blattspinat
- 200 ml Wasser

Step by Step:

Alle Zutaten in den Mixer geben und gut durchmixen.

Durchschnittliche Nährwerte

	Pro Portion
Brennwert	251 kcal
Kohlenhydrate	53,5 g
Eiweiß	2,7 g
Fett	2,2 g

Kurkuma-Smoothie

Zutaten:

Für 2 Portionen

½ TL	Kurkuma
200g	Karotten
200ml	Orangensaft
2	Äpfel
4 EL	Kokoswasser
4 EL	Haferflocken
Etwas	Minze

Zubereitung:

Äpfel entkernen und in grobe Stücke schneiden.

Das Obst und Gemüse in den Mixer geben. Anschließend die restlichen Zutaten beimischen und durch mixen. Am Ende mit etwas Minze dekorieren.

„Fruchtige Gesundheit"

Zutaten:
- 3- 4 Handvoll Spinat
- 2 Bananen
- 2 Äpfel
- Zitronensaft (1 Zitrone)
- 200 ml Leitungswasser

Zubereitung:

Zu Beginn die Äpfel und den Spinat waschen und die Banane schälen.

Das Obst anschließend zerschneiden und zusammen mit dem Spinat in den Mixer geben. Danach Die Zitrone in auspressen (nur der Saft wird benötigt) und das Wasser hinzugeben.

Nun alles pürieren und genießen!

Apfel Grünkohl Smoothie

Zutaten

3/4 Becher Grünkohl, gehackt

Eine Kleine Sellerie, gehackt

1/2 Banane

1/2 Becher Apfelsaft

1/2 Becher Eis

Ein Esslöffel frischer Zitronensaft

Zubereitung

Alle Zutaten in einem Mixer bis zur gewünschten Konsistenz mixen. Bon Appetit!

Mango-Creme Smoothie

1 Handvoll Feldsalat
1 Handvoll frischer Spinat
1 kleiner Apfel oder die Hälfte eines großen Apfels
1 Banane
1 halbe Mango
1 halbe Zitrone
wenig (ca 50-75ml) Wasser

Zubereitung:
Alle Zutaten in den Mixer geben, beginnend mit Gemüse und so lange mixen bis eine gute Konsistenz erreicht ist.

Grüner Mango-Orangen Ingwer Smoothie

Zutaten
Eine Mango, geschält und entkernt
2 Orangen, geschält und entkernt
3 Becher Romanischer Salat, gehackt
2 Becher Baby Spinat
1,5cm Ingwerwurzel, geschnitten
2 Esslöffel Chia Samen, eingeweicht für 20 Minuten
250ml gefiltertes Wasser

Zubereitung
Beginnend mit der Flüssigkeit, alle Zutaten im Mixer auf hoher Geschwindigkeit für 30 Sekunden mixen.

Heidelbeer Shake 3

200g Frische Heidelbeeren
½ Liter kalte Mandelmilch
1 EL Mandelmus
10 Stück Eiswürfel
1/8 Sojajoghurt
½ TL Zimt

Zubereitung:
Alle Zutaten für 1 Minute gut mixen.

Chia-Hanf-Cocktail

Ergibt 2 Portionen
Pro Portion: ca. 135 Kalorien
Zubereitungszeit: ca. 17 Minuten

Zutaten:
75 ml Wasser
1 Esslöffel Chia-Samen
2 Esslöffel Hanfsamen
1 Kiwi
1 Banane
100 g Beerenmix (TK)
1 Prise Kurkuma
Etwas Honig nach Belieben
Einige Eiswürfel nach Belieben

Zubereitung:

1. Geben Sie den Chia-Samen ins Wasser und lassen Sie ihn 10 Minuten quellen. Schälen Sie die Banane.
2. Geben Sie alle Zutaten in den Mixer.
3. Zerkleinern Sie alles 30 Sekunden auf mittlerer Stufe, dann 1 Minute auf höchster Stufe.
4. Nach Belieben können Sie nun weitere Flüssigkeit angießen, bis die gewünscht Konsistenz erreicht ist.

Und das macht diesen Smoothie so gesund:
- Wirkt schmerzstillend und stimmungsaufhellend

- Macht wach und verbessert Konzentration und Leistungsfähigkeit
- Stärkt die Nerven
- Schützt Nervenzellen und unterstützt die Bildung von Botenstoffen im Gehirn

Himbeeren - Kirsch Smoothie

Zutaten für 1 Glas:

-

25ml Wasser

-

50ml Kirschsaft

-

25ml Zitronensaft (frisch gepresst)

-

50g Himbeeren

-

6 Eiswürfel

-

1 EL Honig

-

1 TL Sesamöl
Zubereitung:

Die Himbeeren abwaschen. Die Zitrone auspressen und den Saft mit allen anderen Zutaten in den Mixer oder Smoothie Maker geben und mixen.

Anschließend den Smoothie in ein Glas abfüllen und genießen.

Pflaumen- und Passionsfrucht-Smoothie

Diese Kombination ergibt einen köstlich cremigen Smoothie mit einer wunderbaren Farbe.

Zutaten (1 Portion)

3 rote oder violette Pflaumen, halbiert und entsteint
Fruchtfleisch aus 2 Passionsfrüchten, gesiebt
120g einfacher fettarmer Joghurt
60ml Milch

Wie wird's gemacht?

Alle Zutaten in einen Mixer geben. 1 Minute lang mischen oder bis die Masse glatt ist. In ein Glas geben und sofort servieren.

4. Beeren – Mango - Smoothie

Zutaten

2 kleine	Mangos
70 g	TK-Beeren
210 g	**griechischer Joghurt**
6 EL	Haferflocken
80 ml	**Mandelmilch (Mandeldrink)**
1 Handvoll	**Nüsse**
1 Handvoll	**Beeren**

Arbeitszeit: ca. 11 Min.
Zubereitungszeit: ca. 6 Min.
Schwierigkeitsgrad: simpel
Kalorien p. P.: keine Angabe

Zubereitung

Mangos abschälen, zerschneiden. Wenig Mango beiseite legen.

Rest in den Mixer füllen, Joghurt, Mandelmilch, Haferflocken und TK-Beeren zugeben, mixen. Mit Nüssen, Mango und Erdbeeren dekorieren.

Kurkuma Power Smoothie

Dauer: 3 Minuten

Zutaten:
- 150 ml Apfelsaft (naturtrüb)
- 1 EL Honig
- ½ Becher Naturjoghurt oder 100 ml Wasser
- ½ TL Kurkumapulver (Bio)
- ½ - 1 TL Cayennepfeffer

Zubereitung:

Am Besten vor dem Frühstück zunehmen!
Achtet darauf, dass Ihr das Pulver in Bio-Qualität kauft. Alle Zutaten bis auf den Cayennepfeffer in einen Mixer geben. Ist der Drink fertig, wird der Pfeffer stückchenweise hinzugegeben. Dabei wird der Smoothie ständig mit einem Löffel gerührt. Und fertig ist der Powerdrink.

Wirkung:
Der Cayennepfeffer wirkt sich positiv auf den Stoffwechsel aus und regt diesen an. Startet zuerst mit kleinen Mengen ab einem halben Teelöffel. Der Pfeffer hilft euch die Kalorien der Mahlzeit besser zu verwerten.

Das Kurkumapulver, auch Gelbwurz genannt, ist eine der bedeutendsten Heilpflanzen auf der Welt. Diverse Forschungsergebnisse belegen, dass diese Pflanze zur Vorbeugung bei Lungen-, Darm-, und Lebererkrankungen hilfreich ist. Der enthaltene Wirkstoff Kurkumin gilt als entzündungshemmend und baut den Körper von innen heraus wieder auf.

Exotischer Smoothie

Zutaten für 2 Portionen:

200g Mango, geschält und gewürfelt
Saft je einer Zitrone und Limette
2 Kiwis, geschält und grob gewürfelt
1 Banane, geschält und geschnitten
1 cm frischer Ingwer, sehr klein gewürfelt
150 ml Kokoswasser
200 ml Wasser
1 TL Kokosöl
optional: Eiswürfel

Zubereitung:

Alle Zutaten auf höchster Stufe ca. 40 Sekunden mixen.
Der Ingwer sollte auf jeden Fall ganz fein sein. Wer
möchte, kann dann noch ein paar Eiswürfel hinzugeben
und ca. 30 Sekunden weiter mixen.

Anti Falten Smoothie

Zutaten für 1 Person (67 kcal)
- 1 Tasse frische Himbeeren
- 1 Tasse Spinat
- 1 Tasse Mangold
- 1 Tasse Mandelmilch
- 1 EL Grünteepulver

Alle aufgelisteten Zutaten in den Mixer oder Smoothie Maker geben und zu einem cremigen Saft mixen. Nachdem mixen, wenn möglich sofort genießen.

Blaubeeren Wunder

Zutaten   für   1   Person   (102   kcal)

- 1 Tasse mit Soja-Kalzium angereicherte Milch
- 1 Tasse Brombeeren
- 5 Baby Karotten, geschält
- 2 EL Acai Pulver

Alle aufgelisteten Zutaten in den Mixer oder Smoothie Maker geben und zu einem cremigen Saft mixen. Nach dem Mixen wenn möglich sofort genießen.

Grüner Kürbiss-Mango Smoothie

Zutaten

Eine Mango, entkernt und geschält
2 Becher frisch gekochter abgekühlter Kürbis (oder ein Becher Kürbispüree)
1/4 Becher Karottensaft
3 Becher Baby Spinat
Ein Teelöffel Zimt
1/4 Teelöffel Muskat
250ml Wasser

Zubereitung

Beginnend mit der Flüssigkeit, alle Zutaten im Mixer auf hoher Geschwindigkeit für 30 Sekunden mixen.

Rucula - Nektarinen Smoothie

Zutaten für 1 Glas:

-

100g Rucola Salat

-

1 Nektarine

-

4 Basilikum Blätter

-

100ml Apfelsaft naturtrüb (kein Konzentrat verwenden)

-

1 TL Sesamöl

Zubereitung:

Den Rucola gründlich waschen.

Die Nektarine ebenfalls gründlich waschen und das Fruchtfleisch in Stücke schneiden.

Alle Zutaten in einen Smoothie Maker oder Mixer geben und mixen.

Anschließend den Smoothie in ein Glas abfüllen und genießen.

Spinat Gurken Smoothie

Zubereitungszeit	10 Minuten
Geeignet für	2 Portionen

Zutaten:

175 g Blattspinat, frisch

- ½ Gurke
- 1 Orange
- 1 Banane
- 1 Apfel
- 1 Handvoll Minze
- 80 ml Orangensaft
- 150 ml Wasser

Zubereitung:

1. Den Spinat waschen und Blätter abzupfen.

2. Gurke waschen, Banane und Orange schälen und klein schneiden.

3. Minze waschen und zusammen mit den anderen Zutaten im Mixer pürieren.

Blaubeer-, Himbeer-, Pfirsich- und Orangen-Smoothie

Diese köstliche Weckkombination wird dich dazu bringen, deinen Wecker etwas früher zu stellen.

Zutaten (1 Portion)

60g Blaubeeren

60g Himbeeren

1 Pfirsich, halbiert und entkernt

120ml Orangensaft

180g einfacher fettarmer Joghurt

2 Teelöffel Honig

Wie wird's gemacht?

Alle Zutaten in einen Mixer geben und 1 Minute lang mischen. In ein Glas geben und sofort servieren.

Himbeer – Smoothie

Zutaten

110 g	Himbeeren
156 g	Joghurt
0,5 TL	Vanillezucker

Arbeitszeit: ca. 11 Min.
Zubereitungszeit: ca. 6 Min.
Schwierigkeitsgrad: simpel
Kalorien p. P.: keine Angabe

Zubereitung
Himbeeren abwaschen.
Die Hälfte der Himbeeren und Joghurt pürieren, Vanillezucker zugeben.
Die übrigen Himbeeren leicht andrücken und untermischen.

Blau-Himbeer Smoothie

Dauer: 4 Minuten

Zutaten:
- ½ Tasse Blaubeeren
- ½ Tasse Himbeeren
- 200 ml Mandelmilch
- 1 EL Acaipulver
- 1 EL Honig (flüssig)

Zubereitung:

Die Himbeeren und Blaubeeren waschen und verlesen. Alles in einen "Topf" schmeißen und mixen. Wer kein Acaipulver zur Hand hat, kann einfach 1 Teelöffel Kürbiskernöl oder eine Handvoll Kürbiskerne hinzugeben.

Wirkung:

Blaubeeren, oder auch Heidelbeeren genannt, wurden bereits im Mittelalter erforscht. Heute weiß man, dass diese Beere sogenannte Phenolsäuren enthält. Diese beugen Herz-Kreislauf-Erkrankungen vor und mindern das Risiko an Krebs zu erkranken.

Das Acaipulver wird aus der Acaibeere gewonnen. Sie gehört auch zu der Gruppe der Superfoods. Diese Beeren enthalten essentielle Fettsäuren wie Linolsäure. Die ist nebenbei bemerkt sehr wichtig für unsere Haut.

Im Großen und Ganzen ist die Acaibeere ein sehr guter Fatburner und hat verfüngende Eigenschaften auf die Haut.

Mango – Limetten - Smoothie

Zutaten für 1 - 2 Portionen:

Saft einer kleinen Limette
450g Mango in Stücken
200g Eiswürfel
2 EL Agavendicksaft oder Honig zum Süßen

Zubereitung:

Saft, Mango und Eis in den Mixer geben und sehr gut pürieren. Mit dem Süßungsmittel abschmecken und nochmals durchmixen.

Obst Mix Smoothie

Zutaten für 1 Person (65 kcal)

- 1 Tasse Kokosnusswasser
- 1 Handvoll Blaubeeren
- 1 Teelöffel Oregano
- ¼ TL Kurkuma
- ¼ Tasse geschälte Mango
- ¼ Tasse Granatapfelsamen
- 1 Tasse Spinat
- 1 EL Chiasamen
- 1 EL Goji Beeren

Alle aufgelisteten Zutaten in den Mixer oder Smoothie Maker geben und zu einem cremigen Saft mixen. Nachdem mixen, wenn möglich sofort genießen.

Obst Mix Smoothie

Zutaten   für   1   Person   (65   kcal)

- 1 Tasse Kokosnusswasser
- 1 Handvoll Blaubeeren
- 1 Teelöffel Oregano
- ¼ TL Kurkuma
- ¼ Tasse geschälte Mango
- ¼ Tasse Granatapfelsamen
- 1 Tasse Spinat
- 1 EL Chiasamen
- 1 EL Goji Beeren

Alle aufgelisteten Zutaten in den Mixer oder Smoothie Maker geben und dann zu einem cremigen Saft mixen. Nach dem Mixen wenn möglich sofort genießen.

Grüner Kürbis und Avocado Smoothie

Zutaten
Eine Banane
Ein Esslöffel Chia Samen, für 10 Minuten eingeweicht
1/2 Becher Kürbispüree
1/2 Teelöffel Zimt
1/4 Avocado, geschält und entkernt
2 Becher frischer Baby Spinat
250ml Mandelmilch

Zubereitung
Beginnend mit der Flüssigkeit, alle Zutaten im Mixer auf hoher Geschwindigkeit für 30 Sekunden mixen.

Kokos- Bananenmilch

Für zwei Portionen
2   Bananen
1 kleine Kokosnuss einschließlich der Kokoswasser (sonst eine halbe Nuss verwenden)
Ca. 100 ml Kokosmilch, Reismilch

Zubereitung:
Die Pflanzenmilch, das Kokoswasser und eine Banane gut mixen. Bei mittlerer Drehzahl das Kokosnuss Fruchtfleisch stück für stück in kleinen stücken durch die Mixeröffnung hinzugeben. Abschließend die zweite Banane hinzugeben und auf maximaler Drehzahl fein mixen.

Seelen-Balsam

Ergibt 2 Portionen
Pro Portion: ca. 105 Kalorien
Zubereitungszeit: ca. 7 Minuten

Zutaten:
1 Handvoll Blattspinat
150 g Wassermelone
½ Avocado mit Kern
1 Esslöffel Hanfsamen
1 Möhre
1 Pfirsich
100 ml Wasser
Etwas Honig nach Belieben
Einige Eiswürfel nach Belieben

Zubereitung:

1. Waschen Sie den Spinat und schütteln Sie ihn
trocken. Waschen Sie die Möhre und den Pfirsich.
Schälen Sie Wassermelone und Avocado. Schneiden Sie
alles grob in Stücke.
2. Geben Sie alle Zutaten in den Mixer.
3. Zerkleinern Sie alles 30 Sekunden auf mittlerer Stufe,
dann 2 Minuten auf höchster Stufe.
4. Nach Belieben können Sie nun weitere Flüssigkeit
angießen, bis die gewünscht Konsistenz erreicht ist.
5. In ein Glas füllen und nach Belieben Eiswürfel oder

Crushed Ice hinzugeben.

Und das macht diesen Smoothie so gesund:

- Fördert die Konzentration

- Schützt Nerven- und Gehirnzellen und hilft ihnen dabei, sich zu regenerieren

- Stärkt die Nerven

Salat Bananen Smoothie

Zubereitungszeit	2 Minuten
Geeignet für	2 Portionen

Zutaten:
- ½ Blattsalat
- 2 Bananen
- ½ TL Chia Samen
- 275 ml Wasser
- 1 Spritzer Zitronensaft

Zubereitung:
1. Den Salat gründlich waschen und die Bananen schälen.

2. Anschließend mit den restlichen Zutaten im Mixer pürieren.

Landfrühstücks-Smoothie

Die Verwendung von Obstkompott ist ein neuartiger Ansatz zur Herstellung von Smoothies. Dieses Obst verleiht einen weichen Geschmack, den man nicht von frischen Früchten kennt.

Zutaten (1 Portion)

1 Apfel

1 Birne

240g gehackter Rhabarber

60g Brombeeren

Saft einer Zitrone

1 Teelöffel Honig

120g schlichter fettarmer Joghurt

Wie wird's gemacht?

Den Apfel und die Birne schälen, entkernen und zerkleinern. Alle Früchte in einen Topf mit 2 Esslöffeln Wasser, dem Zitronensaft und dem Honig geben. Zum Kochen bringen, die Temperatur reduzieren und dann sieden lassen. Das Obst 10 Minuten lang pochieren oder bis es weich ist. Vom Herd nehmen und abkühlen lassen. Die gekochten Früchte in einen Mixer mit dem Joghurt geben. 1 Minute lang mischen, bis alles glatt ist. In ein Glas geben und sofort servieren. Auf Wunsch etwas extra Honig über den Smoothie träufeln.

Bananen – Orangen – Buttermilch – Smoothie

Zutaten

1	Orange
1	Banane
260 ml	Buttermilch
	Zitronensaft
1,5 TL	Honig

Arbeitszeit: ca. 11 Min.
Zubereitungszeit: ca. 6 Min.
Schwierigkeitsgrad: simpel
Kalorien p. P.: keine Angabe
Zubereitung
Orange und Banane kleinschneiden. Banane, Orange, Buttermilch und den Zitronensaft pürieren, mit Honig und Zitronensaft abschmecken.

Green Fit

Dauer: 5 Minuten

Zutaten:

- ½ Gurke
- ½ Limette
- 1 Avocado
- 100 g Rucola
- 100 ml Kokosmilch
- 100 ml Wasser
- ¼ Ananas

Zubereitung:

Gemüse waschen und schälen. Entsaftet die Gurke anschließend. Gebt die restlichen Zutaten in einen Mixer und püriert alles gut durch. Fügt nun das Gurkenwasser hinzu und püriert nochmal alles kurz auf. Fertig!

Wirkung:

Dieser Smoothie ist dank dem Rucola für das Herz-Gefäß-System sehr vorteilhaft. Hinzu kommt noch, dass es eine krebshemmende Eigenschaft besitzt. Diese Eigenschaft besitzt er wegen dem Wirkstoff Glucosinat. Das enthaltene Chlorophyll im Rucola beugt Leberschäden vor, die durch krebserregende Substanzen zustande kommen könnten.

Apfel – Mango – Salat - Smoothie

Zutaten für 1 Portion:

1 Apfel, süß, grob gewürfelt
½ Mango, gewürfelt
2 Handvoll bunte Salatmischung
ca. 125 ml Wasser

Zubereitung:

Alle Zutaten mit der Hälfte des Wassers in den Mixer geben und pürieren. Restliches Wasser wenn nötig zugeben und weiter mixen.

Protein Smoothie

Zutaten für 1 Person (247 kcal)

- 225 ml fettarme Schoko-Milch
- 1 gefrorene Banane (geschält)
- 1 Löffel Protein Pulver
- 2-4 Eiswürfel

Alle aufgelisteten Zutaten in den Mixer oder Smoothie Maker geben und zu einem cremigen Saft mixen. Nachdem mixen, wenn möglich sofort genießen.

Low Carb Smoothie

Zutaten für 1 Person (163 kcal)
- 1 Tasse kaltes Wasser
- 1 Messlöffel Proteinpulver
- 1 Tasse gefrorene Gemischte Beeren
- 1/4 Tasse fettarmer Hüttenkäse
- 1 Päckchen Splenda (Zuckeraustauschstoff)

Alle aufgelisteten Zutaten in den Mixer oder Smoothie Maker geben und zu einem cremigen Saft mixen. Nachdem mixen, wenn möglich sofort genießen.

Herbstkönig

Zutaten   für   1   Person   (300   kcal)

- 2 Äpfel (entkernt)
- 1 Handvoll Weintrauben
- 5 Blätter Grünkohl oder 1 Handvoll Löwenzahn
- 1 Esslöffel Mandelmus oder 1 reife Banane (geschält)
- Wasser nach Bedarf

Alle aufgelisteten Zutaten in den Mixer oder Smoothie Maker geben und zu einem cremigen Saft mixen. Nach dem Mixen möglichst sofort genießen.

Grüner Pfirsich Tea Smoothie

Zutaten

Eine große Pfirsich, geschnitten und entkernt
1/2 Banane
Ein Beutel grüner Tee
1/2 Becher Eiswürfel
Ein Esslöffel Honig

Zubereitung

Kochen sie den grünen Tee und kühlen sie diesen mit den Eiswürfeln. Nun mixen sie die Zutaten im Mixer zusammen. Wenn sie wollen können sie am Ende den Honig hinzufügen.

Brombeere- Limetten Smoothie

Für zwei Portionen
1 Banane
 250 Gramm Brombeeren (1 Schale)
 1 Limette
 Wasser

Zubereitung:
 Die Brombeeren zusammen mit ein wenig Wasser und der ausgepressten Limette in den Mixer geben. Danach noch die Banane dazugeben.

New Day

Ergibt 2 Portionen
Pro Portion: ca. 75 Kalorien
Zubereitungszeit: ca. 7 Minuten

Zutaten:
1 Handvoll Feldsalat
2 Esslöffel Hanfsamen
250 g Tomaten
2 Teelöffel Tomatenmark
Salz und Pfeffer nach Belieben
75 ml Wasser

Zubereitung:

1. Waschen Sie Feldsalat und schütteln Sie beides trocken.
2. Geben Sie alle Zutaten in den Mixer.
3. Zerkleinern Sie alles 30 Sekunden auf mittlerer Stufe, dann 1 Minute auf höchster Stufe.
4. Nach Belieben können Sie nun weitere Flüssigkeit angießen, bis die gewünscht Konsistenz erreicht ist.

Und das macht diesen Smoothie so gesund:
- Aktiviert den Schutz und die Neubildung von Nervenzellen

- Fördert die Konzentration
- Stärkt die Nerven

Orangen Apfel Smoothie

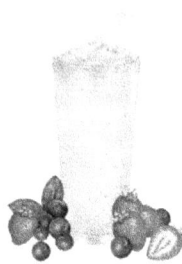

Zubereitungszeit	10 Minuten
Geeignet für	2 Portionen

Zutaten:
- 1 Orange
- 1 Apfel
- ½ Zitrone
- 1 cm Ingwer
- 1 Banane
- 225 ml Wasser
- 125 ml Buttermilch
- ½ TL Zimt

Zubereitung:
1. Orange schälen und Apfel klein schneiden.

2. Alle Zutaten in den Mixer geben und fein pürieren.

Grüntee-, Apfel- und Traubensaft

Grüner Tee hat nicht nur erhebliche gesundheitliche Vorteile, sondern mischt sich auch perfekt mit frischem Obst zu außergewöhnlichen Säften.

Zutaten (1 Portion)
1 Prise Matchapulver (grüner Tee)
120ml kochendes Wasser
1 Apfel
240g kernlose grüne Trauben

Wie wird's gemacht?
Das Matchapulver mit dem kochenden Wasser mischen und im Kühlschrank abkühlen lassen. Den Apfel und die Trauben durch einen Entsafter geben. Den Saft mit dem grünen Tee mischen und servieren.

Joghurt – Smoothie

Zutaten

160 g	Joghurt
1,5	Pfirsiche
310 g	Erdbeeren
4 TL	Haferflocken
1,5	Bananen
360 g	Milch
	Eis

Arbeitszeit: ca. 11 Min.
Zubereitungszeit: ca. 6 Min.
Schwierigkeitsgrad: simpel
Kalorien p. P.: keine Angabe

Zubereitung
Früchte abwaschen, schälen, entkernen, dann pürieren.

Ananas-Mango-Smoothie

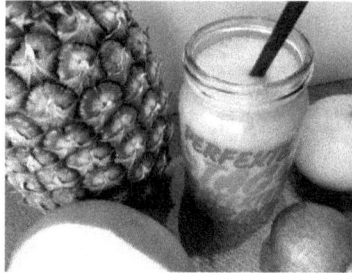

Zutaten:

- ½ Mango
- 4 cm Scheibe Ananas
- 1 TL Zitronen/Limettensaft
- 300 ml Wasser oder Kokoswasser
- 1 TL Kokosöl

Kaffee ++ - Smoothie

Zutaten für 2 Portionen:
2 Bananen, geschnitten, gefroren
2 Tassen Mandelmilch
2 EL Kakaopulver
2 EL Erdnussbutter gehäuft, natur
1 EL Espressopulver, oder mehr
1 Tasse Crushed Ice

Zubereitung:

Alles zusammen in den Mixer geben und fein pürieren.

Mango Ananas Smoothie

Zutaten für 1 Person (246 kcal)

- 100 ml Kokoswasser
- 1/2 Mango
- 1/2 Ananas
- 1/4 Limette
- 1 Orange
- 5 g geschälter Ingwer
- 1/2 Bund Koriander

Alle aufgelisteten Zutaten in den Mixer oder Smoothie Maker geben und zu einem cremigen Saft mixen. Nachdem mixen, wenn möglich sofort genießen.

Herbst Apfel Zimt Smoothie

Zutaten für 1 Person (260 kcal)

- 4 Pflaumen (entsteint)
- 1 Apfel (entkernt)
- 1/2 TL Zimt
- etwas Ahornsirup
- 250 ml Wasser

Alle oben genannten Zutaten in den Mixer oder Smoothie Maker geben und zu einem cremigen Saft mixen. Nach dem Mixen wenn möglich sofort genießen.

Schokoladen-Beeren Smoothie

Zutaten

250ml ungesüßte Kokosnussmilch
1/2 Becher Beeren, entkernt
1/2 Becher Blaubeeren
Eine Banane
2 Teelöffel Chia Samen, eingelegt für 10 Minuten
Ein Esslöffel Kakao Pulver
Ein Sellerie Stängel
3 Becher frischer Spinat

Zubereitung

Beginnend mit der Flüssigkeit, alle Zutaten im Mixer auf hoher Geschwindigkeit für 30 Sekunden mixen.

Creamy Pineapple Smoothie

ca. 105 Kalorien, Zubereitungszeit: ca. 5 Minuten

Der Effekt:
- Regt den Fettstoffwechsel an
- Sättigt lange und beugt Heißhunger vor
- Sorgt für schöne Haut, Haare und Nägel

Zutaten:
100 g Ananas
1 Nektarine
1 Spritzer Zitronensaft
1 Apfel
2 Teelöffel Baobab-Pulver
3 Esslöffel Haferflocken (zart)
Etwas Wasser
Einige Eiswürfel nach Belieben

Zubereitung:
1. Waschen Sie Obst und Gemüse und schneiden Sie es grob in Stücke.
2. Geben Sie die festen Zutaten in den Mixer.
3. Fügen Sie etwas Flüssigkeit hinzu und mixen Sie alles.
4. Nach und nach können Sie nun so viel Flüssigkeit angießen, bis die gewünscht Konsistenz erreicht ist.
5. Nach Belieben Eiswürfel hinzugeben.

Was ist das Besondere an diesem Smoothie?

- Ananas enthält viele B-Vitamine, die die Nerven unterstützen und für gute Laune sorgen. Hinzu kommt der Immun-Booster Vitamin C.

- Die Nektarine liefert einen Cocktail aus Folsäure, Lycopin, Beta Carotin und Vitamin A. Dieser schützt die Haut und macht sie schön. Zugleich werden freie Radikale im Körper unschädlich gemacht. Der hohe Ballaststoffgehalt sättigt lange.

- Äpfel enthalten rund 300 bioaktive Stoffe. Sie schützen Herz und Blutgefäße. Die Ballaststoffe sättigen, die sekundären Pflanzenstoffe neutralisieren freie Radikale.

- Baobab wirkt gegen Erschöpfung und Müdigkeit. Die Antioxidantien schützen die Zellen und aktivieren das Immunsystem. Baobab reguliert die Verdauung und hilft dem Körper, zu entgiften.

- Haferflocken liefern Ballaststoffe, die Sie lange satt machen. Das Biotin im Hafer sorgt für schöne Haut, Haare und Nägel.

4 Frucht Smoothie

Zubereitungszeit	10 Minuten
Geeignet für	2 Portionen

Zutaten:
- 1 Banane
- 1 Kiwi
- 1 Apfel
- 1 Birne
- 75 ml Wasser
- 80 ml Orangensaft
- 1 cm Ingwer
- 1 Spritzer Zitronensaft

Zubereitung:

1. Banane und Kiwi schälen, Apfel und Birne in Stücke schneiden.

2. Alles zusammen ordentlich mit dem Pürierstab durchmixen.

Gesunder Saft für Mamas

Hier ist ein idealer Saft für werdende Mütter, da er voller Folsäure ist, die für die Ernährung von Mutter und Baby unerlässlich ist.

Zutaten (1 Portion)
4 kleine Brokkoliröschen
3 Äpfel
Saft aus ½ Limette

Wie wird's gemacht?
Brokkoli und Äpfel in einen Entsafter geben. In ein Glas gießen. Den Limettensaft unterrühren und sofort servieren.

Blaubeeren – Erdbeer - Smoothie

Zutaten

110 g	Erdbeeren
50 g	**Heidelbeeren**
310 ml	Milch
25 g	**Zucker**
	Zum Dekorieren:
4 Blätter	Pfefferminze
	Erdbeeren

Arbeitszeit: ca. 6 Min.
Zubereitungszeit: ca. 6 Min.
Schwierigkeitsgrad: simpel
Kalorien p. P.: keine Angabe

Zubereitung

Zutaten, außer Pfefferminze und Erdbeeren, pürieren. Erdbeeren und Pfefferminzblättern dekorieren.

Brennnessel Smoothie

Zutaten für 1 Person (254 kcal)

- 150 ml Wasser
- 1 Bananen (geschält)
- 2 Handvoll Brennnesseln
- 1 Handvoll Erdbeeren
- 1 Birne (entkernt)
- 1/2 Zitrone (Saft)
- 2 entsteinte Datteln

Alle aufgelisteten Zutaten in den Mixer oder Smoothie Maker geben und zu einem cremigen Saft mixen. Nachdem mixen, wenn möglich sofort genießen.

Protein Smoothie

Zutaten für 1 Person (247 kcal)

- 225 ml fettarme Schoko-Milch
- 1 gefrorene Banane (geschält)
- 1 Löffel Protein Pulver
- 2-4 Eiswürfel

Alle aufgelisteten Zutaten in den Mixer oder Smoothie Maker geben und zu einem cremigen Saft mixen. Nach dem Mixen wenn möglich sofort genießen.

Orangenspezialität des Hauses

Zutaten
1 1/2 Becher Orangensaft
1/2 Becher Mandelmilch
1/2 Becher Eis
1/2 Teelöffel Dattelsirup
1/4 Teelöffel Vanilleextrakt
1/2 Esslöffel Orangenwürze
Optional:
1 – 2 Becher Spinat
2 - 4 Tropfen Therapeutic Grade Essential Oil Orange

Zubereitung
Die Flüssigen, grünen und übrigbleibenden Zutaten einzeln Mixen und am Ende zusammenführen. In einem Glass servieren. Bon Appetit!

Erdbeeren Smoothie

Zubereitungszeit	10 Minuten
Geeignet für	2 Portionen

Zutaten:
- 150 g Erdbeeren, tiefgekühlt
- 1 Banane
- 350 ml Orangensaft
- 1 EL Agavendicksaft
- 1 cm Ingwer
- 1 Spritzer Zitronensaft

Zubereitung:
1. Die tiefgefrorenen Erdbeeren im Mixer fein pürieren.

2. Banane schälen und mit den restlichen Zutaten zu den pürierten Erdbeeren geben und nochmals ordentlich durchmixen.

Melonenmischung

Diese drei süßen Melonen bilden eine magische Kombination, die für Kinder und Erwachsene gleichermaßen perfekt ist.

Zutaten (1 Portion)

1 große Scheibe Wassermelone, geschält und zerkleinert

1 große Scheibe Kantaloupe-Melone, geschält und zerkleinert

1 große Scheibe Ogen- oder Honigmelone, geschält und zerkleinert

Wie wird's gemacht?

Alle Zutaten in einen Entsafter geben. In ein Glas geben und sofort servieren.

Smoothie in Grün

Zutaten

1 Handvoll	Feldsalat
1	Banane
$^1/_2$	Karotte
150 ml	Orangensaft
1 EL	Zitronensaft
1 Stück	Ingwer
1/₂ TL	**Leinöl**
	Agavendicksaft

Arbeitszeit: ca.   11   Min.
Zubereitungszeit: ca.   6   Min.
Schwierigkeitsgrad: simpel
Kalorien   p.   P.: keine   Angabe

Zubereitung
Den Feldsalat mit Leinöl, Orangensaft und Zitronensaft in den Mixer hinein geben und gut zerkleinern. Ingwer, Banane und Karotte klein schneiden und ebenso in den Mixer   geben.
Alles gut mixen, bis die gewünschte Konsistenz erreicht ist. Eventuell mit Agavendicksaft nachsüßen.

Herbst Apfel Zimt Smoothie

Zutaten für 1 Person (260 kcal)

- 4 Pflaumen (entsteint)
- 1 Apfel (entkernt)
- 1/2 TL Zimt
- etwas Ahornsirup
- 250 ml Wasser

Alle aufgelisteten Zutaten in den Mixer oder Smoothie Maker geben und zu einem cremigen Saft mixen. Nachdem mixen, wenn möglich sofort genießen.

Apfel Melonen Smoothie

Zutaten für 1 Person (237 kcal)

- 250 ml Kokos-drink
- 250 g Galiamelone
- 1 Apfel
- 1 Grapefruit
- 1/4 Bund Minze

Alle Zutaten in den Mixer oder Smoothie Maker geben und zu einem cremigen Saft mixen. Nach dem Mixen falls möglich sofort genießen.

Grüner Detox Smoothie

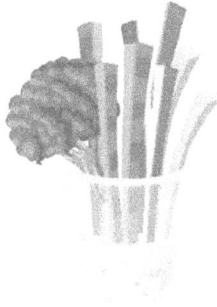

Zubereitungszeit	10 Minuten
Geeignet für	2 Portionen

Zutaten:
- 125 g Blattspinat, frisch
- 1 Apfel
- 60 g Weintrauben
- ½ Zitrone
- 275 ml Wasser
- ½ TL Zimt
- 1 Msp. Chilipulver

Zubereitung:
1. Den Spinat waschen und von den Stängeln befreien.

2. Apfel und Weintrauben waschen und Apfel klein schneiden.

3. Zitrone auspresse und alles zusammen im Mixer durchmixen.

Pfirsich Melba Smoothie

Aus dem Klassiker Pfirsich Melba nachgebildet: ein einfacher Pfirsich Smoothie mit einem Himbeer-Coulis, der jedem süßen Bissen einen sauren Schimmer verleiht.

Zutaten (1 Portion)

Für das Coulis

120g Himbeeren

Ein paar Spritzer Zitronensaft

1 Teelöffel Honig

Für den Smoothie

2 Pfirsiche, geschält, entsteint und geviertelt

120g einfacher fettarmer Joghurt

60ml Milch

Wie wird's gemacht?

Die Coulis-Zutaten in den Mixer geben und mischen. Ausgießen und beiseite stellen. Wenn du keine Kerne willst, gieße das Coulis durch ein Sieb. Mach dir keine Sorgen um das Waschen des Mixers, da er dem Pfirsich Smoothie eine schöne rosa Farbe verleiht.

Die Smoothie-Zutaten in den Mixer geben und die Mischung 1 Minute lang mischen. In eine große Schüssel gießen, das Himbeercoulis einrühren und dann in ein Glas geben.

Honigmelonen-Möhrengrün-Smoothie

Zutaten

1,5 Tasse	**Möhrengrün**
3/4	Zucchini
0,5	Honigmelone
2,5 EL	**Agaven-Dicksaft**
	Wasser

Arbeitszeit: ca. 11 Min.
Zubereitungszeit: ca. 6 Min.
Schwierigkeitsgrad: simpel
Kalorien p. P.: keine Angabe

Zubereitung

Möhrengrün abwaschen, von den Stängeln entfernen. Zusammen mit der kleingeschnittenen Zucchini und der Honigmelone in einen Mixer füllen. Agavendicksaft zufügen und mit Wasser bis zur 1-Liter-Marke befüllen, dann pürieren.

Winter Klassiker

Zutaten für 1 Person (332 kcal)

- 1 Apfel (entkernt)
- 1 Banane (geschält)
- 1 Orange (geschält)
- 1 Becher Joghurt (250 gr)
- 1 Prise Zimt

Alle aufgelisteten Zutaten in den Mixer oder Smoothie Maker geben und zu einem cremigen Saft mixen. Nachdem mixen, wenn möglich sofort genießen.

Mangold Smoothie

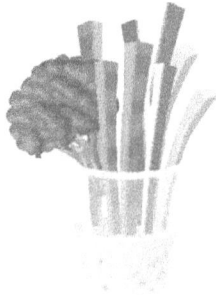

Zubereitungszeit	10 Minuten
Geeignet für	4 Portionen

Zutaten:

- ½ Mangold
- 1 Bund Löwenzahn
- 2 Bananen
- 1 Apfel
- 0,5 cm Ingwer
- 1 Handvoll Weintrauben
- 350 ml Wasser
- 200 ml Orangensaft

Zubereitung:

1. Strunk des Mangolds entfernen und waschen.

2. Weintrauben, Löwenzahn und Apfel ebenfalls waschen und klein schneiden.

3. Bananen schälen und alles zusammen gründlich pürieren.

Erdbeer-Käsekuchen-Smoothie

Dieser Smoothie sieht aus wie ein umgekehrter Käsekuchen, mit dem knusprigen Keks oben drauf und der cremigen Fruchtfüllung darunter.

Zutaten (1 Portion)

240g Erdbeeren, entstielt

1 Esslöffel Erdbeermarmelade

120g Mascarpone

120g einfacher fettarmer Joghurt

1 Teelöffel Vanilleextrakt

1 Ingwerplätzchen

Wie wird's gemacht?

Die Erdbeeren, die Marmelade, den Mascarpone, den Joghurt und den Vanilleextrakt in einen Mixer geben. 1 Minute lang mischen, bis alles glatt ist. In ein Glas gießen und den Ingwerkeks darauf zerkleinern.

Kiwi-Avocado-Apfel Smoothie

Zutaten

1	Avocado
2,5	Kiwis
1	Banane
0,3 Liter	Apfelsaft
0,2 Liter	Wasser
etwas	Zitronensaft

Zubereitung
Arbeitszeit: ca. 11 Min.
Zubereitungszeit: ca. 6 Min.
Schwierigkeitsgrad: simpel
Kalorien p. P.: keine Angabe

Zubereitung

Avocado abschälen, entkernen und zerschneiden. Kiwi abschälen und zerschneiden.

Banane abschälen und zerschneiden. Zusammen mit Apfelsaft, Zitronensaft und Wasser pürieren.

Lebkuchen Smoothie Traum

Zutaten für 1 Person (617 kcal)

- 1 Becher gekochte schwarze Bohnen
- 1 Banane (geschält)
- 1 Esslöffel frischer Ingwer
- ¼ Becher Joghurt
- 500ml ungesüßte Sojamilch
- ½ Teelöffel Vanilleextrakt
- 1 Teelöffel Leinsamen
- ½ Teelöffel Zimt
- 1 Teelöffel Lebkuchengewürz
- 1 Esslöffel Haferflocken

Alle aufgelisteten Zutaten in den Mixer oder Smoothie Maker geben und zu einem cremigen Saft mixen. Nachdem mixen, wenn möglich sofort genießen.

Römersalat Smoothie

Zutaten   für   1   Person   (215   kcal)

- 150 ml Wasser
- 1 Orange
- 1 Banane (geschält)
- 5 Blätter Römersalat
- 1/2 Mango

Alle aufgelisteten Zutaten in den Mixer oder Smoothie Maker geben, dann zu einem cremigen Saft mixen. Nach dem Mixen wenn möglich sofort genießen.

Bananen Avocado Smoothie

Zubereitungszeit	10 Minuten
Geeignet für	2 Portionen

Zutaten:
- 3 Bananen
- 1 Avocado
- 3 Orangen
- 60 ml Wasser
- 0,5 cm Ingwer
- 1 TL Chiasamen

Zubereitung:
1. Die Orangen auspressen.
2. Avocado entkernen und Fruchtfleisch entnehmen.
3. Bananen schälen und alles miteinander pürieren.

Erdbeer-Minz-Lassi

Der Lassi ist ein Milch- und Joghurt-Shake aus Indien. Es ist genauso kühlend, wie du es erwarten würdest.

Zutaten (1 Portion)
8 Erdbeeren, entstielt
240ml Milch
120g einfacher fettarmer Joghurt
1 Teelöffel Zucker
4 frische Minzblätter

Wie wird's gemacht?
Alle Zutaten in einen Mixer geben und 1 Minute lang mischen. In ein Glas geben und sofort servieren.

Süßkartoffeln Smoothie

Zutaten für 1 Person (367 kcal)

- 200 ml Rooibos-tee
- ½ gekochte/gebackene Süßkartoffel
- 1 Mandarine (geschält)
- 1 EL Mandelmus
- 1 Handvoll Spinat
- ¼ TL jeweils Zimt, Kardamom, Vanille
- 2 Datteln (entsteint)

Alle aufgelisteten Zutaten in den Mixer oder Smoothie Maker geben und zu einem cremigen Saft mixen. Nachdem mixen, wenn möglich sofort genießen.

Winter Klassiker

Zutaten für 1 Person (332 kcal)

- 1 Apfel (entkernt)
- 1 Banane (geschält)
- 1 Orange (geschält)
- 1 Becher Joghurt (250 gr)
- 1 Prise Zimt

Alle aufgelisteten Zutaten in den Mixer oder Smoothie Maker tun, zu einem cremigen Saft mixen. Nach dem Mixen wenn möglich sofort genießen.

Nuss Shake

Zubereitungszeit	5 Minuten
Geeignet für	2 Portionen

Zutaten:
- 115 g Nussmischung
- 450 ml Mandelmilch
- 1 Apfel
- 1 Banane
- 1 TL Zimt

Zubereitung:
1. Die Banane schälen.

2. Apfel klein schneiden, alle Zutaten in den Mixer geben und pürieren.

Bananen-, Ananas- und Kokosfrosty

Dieses wirklich erfrischende Getränk bringt einen Hauch von Karibik in deine Küche.

Zutaten (1 Portion)
1 Banane, geschält und geviertelt
80g geschälte Ananasstücke
240ml Kokosnuss-Eiscreme
120ml Kokosmilch

Wie wird's gemacht?
Alle Zutaten in einen Mixer geben und 1 Minute lang mischen. In ein Glas geben und sofort servieren.

Bratapfel Smoothie

Zutaten für 1 Person (310 kcal)

- 1 Apfel (entkernt)
- 1 Birne (entkernt)
- 5 Rosinen
- 10g Honig
- 20 g Walnüsse
- etwas Zimt
- 100 ml Milch oder Mandelmilch (erwärmt)

Alle aufgelisteten Zutaten in den Mixer oder Smoothie Maker geben und zu einem cremigen Saft mixen. Nach dem Mixen wenn möglich sofort genießen.

Tiramisu Smoothie

Der sensationelle italienische Pudding verwandelt sich leicht in ein luxuriöses Getränk, das einen stilvollen Abschluss eines Partymenüs bildet.

Zutaten (1 Portion)
240ml Vanilleeiscreme
120g Mascarpone
1 Esslöffel Schlagsahne
1 Löffelbiskuit
1 Teelöffel Instantkaffee, gelöst in 1 Teelöffel kochendem Wasser
Kakaopulver zum Bestäuben

Wie wird's gemacht?
Das Eis, den Mascarpone und die Sahne in einen Mixer geben. 1 Minute lang mischen. In ein Glas gießen. Zerkrümle das Löffelbiskuit grob in den gelösten Kaffee. Die Mischung in das Glas einrühren. Die Oberseite der Mischung mit dem Kakaopulver bestäuben. Sofort servieren.

www.ingramcontent.com/pod-product-compliance
Lightning Source LLC
Chambersburg PA
CBHW060231030426
42335CB00014B/1411